# INOCULATION

## DE LA

# CLAVELÉE.

IMPRIMERIE DE HOCQUET.

# NOTE

## SUR

# L'INOCULATION

### DE LA

# CLAVELÉE,

PRATIQUÉE EN 1820, 1821 ET 1822

## PAR P. MIQUEL,

ARTISTE-VÉTÉRINAIRE A BÉZIERS;

## ET M. THOMIERES,

ARTISTE-VÉTÉRINAIRE A NISSAN.

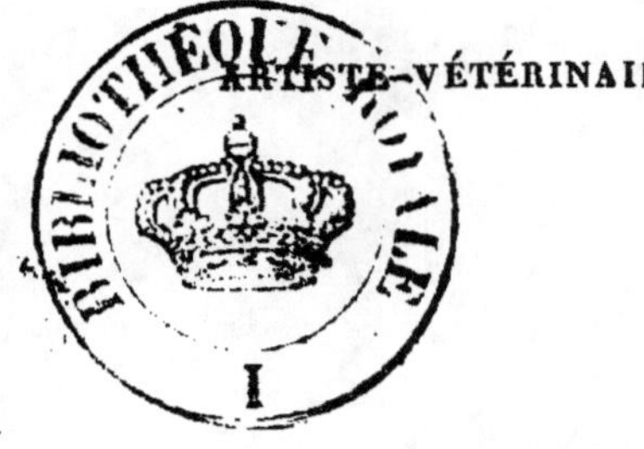

## PARIS,

### AU BUREAU DE *LA GAZETTE DE SANTÉ*,

rue Bergère, n. 19.

**1823**

# NOTE

SUR

# L'INOCULATION

DE LA

# CLAVELÉE ,

*Pratiquée en 1820 , 1821 , et 1822.*

---

De toutes les maladies épizootiques et contagieuses qui affectent l'espèce des bêtes à laine , la plus redoutable serait sans doute la clavelée, si l'on n'avait trouvé le moyen de diminuer ses effets destructeurs par l'opération de l'inoculation.

Si cette vérité, qui n'est pas partout assez bien connue, avait besoin d'être démontrée, les faits suivans , observés pendant l'année 1821 dans les départemens de l'Aude et de l'Hérault, en offriraient la démonstration la plus complète.

La clavelée est assez connue pour que nous nous dispensions d'en donner ici la description ; nous nous bornerons à faire connaître les moyens qu'on avait employés contre cette maladie dans le midi de la France jusqu'en 1820, et ceux que nous avons mis nous-mêmes en usage à cette époque pour prévenir ses ravages, ou pour les diminuer dans les troupeaux où elle régnait.

D'après le témoignage des plus anciens bergers des deux départemens cités plus haut, l'opération de l'inoculation y était presque ignorée ; à peine se souviennent-ils de l'avoir vu pratiquer sur trois ou quatre troupeaux à différentes époques, quoiqu'ils n'aient pas oublié que l'on avait obtenu du succès de cette pratique.

A compter du 17 décembre 1820 jusqu'au 15 janvier 1822, nous avons inoculé la clavelée sur 17,044 bêtes à laine formant 84 troupeaux, dont 42 étaient en partie atteints de la clavelée naturelle à l'époque où nous avons pratiqué l'inoculation.

Il est d'autant plus nécessaire que nous fassions la distinction des troupeaux atteints de l'épizootie, de ceux qui ne l'étaient pas à l'époque où l'opération a été pratiquée, qu'il est mort, dans les premiers, un plus grand nombre d'individus (1). En effet, la totalité des

_______________

(1) En calculant le nombre d'individus de chaque troupeau,

animaux morts est de 153, dont 36 seulement appar-
tenaient aux 42 troupeaux sains; il en est donc péri
117 dans les troupeaux qui étaient en partie atteints
de la clavelée à l'époque de l'inoculation.

Les bergers, dont il est important de combattre les
vieux préjugés, attribuent cette différence dans le
nombre des morts à une seconde fièvre produite par
l'inoculation, et qui, luttant contre celle produite par
la clavelée naturelle dans les animaux qui en ont le
germe, produit nécessairement la mort. L'idée de ce
combat, aussi chimérique en réalité qu'il est opiniâtre
dans la tête des bergers, n'a pas peu contribué à faire
négliger un moyen dont l'utilité ne saurait plus être
contestée. En effet, s'il meurt un plus grand nombre
de bêtes dans les troupeaux déjà infectés, ce n'est point
parce que la fièvre naturelle et la fièvre d'inoculation
se livrent un combat à outrance, mais bien parce que
la clavelée suit sa marche naturelle et parcourt ses périodes malgré l'inoculation, lorsqu'elle a existé avant
celle-ci.

Il est certain néanmoins que, même dans ce dernier
cas, la maladie est moins meurtrière que lorsqu'on
néglige d'inoculer : telle est l'opinion que nous par-
tageons avec plusieurs vétérinaires, et notamment

---

nous nous sommes assurés qu'il était égal, dans ceux où la
maladie réguait, à celui des troupeaux où elle ne régnait pas .

avec M. Guillaume (d'Issoudun), qui a communiqué , à ce sujet, des expériences à la Société royale et centrale d'agriculture.

Dans la circonstance où la maladie épizootique existe dans le troupeau, il ne faut pas moins tenter l'inoculation sur les bêtes à laine , en qui elle n'est pas apparente : l'éruption naturelle aurait-elle eu lieu sur les deux tiers des individus, on est toujours sûr de sauver ceux qui n'ont pas encore le germe de la contagion, en ayant l'attention de séparer ceux-ci des autres ; car il arriverait alors, comme dans toutes les maladies graves, que le nombre trop considérable de malades réunis dans un même local occasionnerait un plus grand nombre de pertes, surtout lorsque les vents du midi ou du levant dominent. Un fait qui vient à l'appui de ce que nous avançons, c'est le troupeau de M. Antoine Rautier, d'Agde : il était composé de 300 bêtes, dont 40 avaient déjà la clavelée naturelle ; l'inoculation fut pratiquée sur les autres , et il ne périt aucun individu.

Dans un troupeau de 185 bêtes, la clavelée existait sur les deux tiers ; le tiers restant, inoculé, perdit 5 individus : cette perte nous parut considérable, comparée à celle des autres troupeaux. Ici, le propriétaire ne pouvait séparer les animaux sains des malades , et les vents chauds et humides du midi ne contribuèrent pas peu à aggraver le mal.

Le meilleur virus claveleux est celui qui provient

d'un bouton naturel , ou d'inoculation , parvenu du septième au dixième jour depuis l'éruption, et que l'on porte immédiatement sur l'individu à claveliser. Dans cet état , le virus est sous la forme d'un liquide trans- parent et séreux , placé sous l'épiderme blanchâire de la pustule claveleuse (1). Les différens degrés de tem- pérature de l'atmosphère retardent ou accélèrent sin- gulièrement la formation du virus claveleux dans les pustules.

Le 7 janvier 1821 , nous inoculâmes 5o moutons : un grand froid , qui se soutint pendant quinze jours , nous força à retarder la continuation de l'opération jusqu'au 26 du même mois ; tandis que par un temps très-chaud, dans le mois d'août, le cinquième jour a- près l'éruption des boutons naturels , et le huitième après l'inoculation , nous en recueillîmes assez pour inoculer de grands troupeaux. A cette époque, si nous retardions plus de quinze jours pour nous procurer le virus nécessaire, nous ne trouvions plus que du véri- table pus, qui ne produisait aucun effet.

Voulant conserver dans un petit flacon le virus cla- veleux, nous n'avons pas pu y parvenir , quoique nous ayons eu l'attention de le bien boucher ; après trois ou quatre jours, il se putréfiait et ne jouissait d'aucune é- nergie; exposé à l'air, il perdait de même sa propriété contagieuse en très-peu de temps.

_______________

(1) Lorsque les boutons d'inoculation sont arrivés à leur

Dans l'hiver , il arrive très-souvent que l'on ne trouve, surtout lorsqu'il s'agit de la clavelée naturelle , aucun individu dont les pustules présentent du virus formé et ramassé entre l'épiderme et le derme : alors on retarde l'opération, et la contagion se répand; quel-quefois on renonce même à la pratiquer faute de virus, les animaux périssent sans qu'on ait trouvé les boutons dans un état favorable.

Pour éviter ce retard dangereux , nous avons incisé à deux lignes de profondeur , suivant leur diamètre , plusieurs boutons des plus gros , quoique dans l'état inflammatoire, et très-durs ; il sortait par l'incision du sang mêlé à un liquide blanc et muqueux , lequel, in-séré sous l'épiderme de l'animal à inoculer , nous a paru plus actif que le virus des boutons dont la sup-puration était séreuse et telle qu'on la décrit ordinai-rement.

Un seul de ces boutons, incisé par le milieu quatre jours après l'éruption, nous a fourni de quoi faire 4o piqûres , qui ont produit 4o boutons de très-bonne nature.

L'endroit où doit être inséré le virus claveleux n'est

------

douzième ou quinzième jour , le virus est souvent placé entre les lames du tissu dermoïde, qui forme une croûte ressemblant assez à l'enveloppe des marrons, tant par sa texture que par sa couleur brunâtre.

pas indifférent ; la face interne des avant-bras et des cuisses expose les animaux à des boiteries trèsdouloureuses à la suite des phlegmons qui se développent sur ces parties et qui occasionnent souvent la mort. Les bêtes mâles qui ont passé leur première année, devraient préférablement être inoculées aux parois de l'abdomen ; néanmoins, chacune des trois parties a ses inconvéniens ; voilà ce qui nous a décidés à choisir l'oreille ou la queue pour y placer le virus.

L'expérience nous a démontré que nous aurions perdu les deux tiers de moins des animaux si nous avions toujours pratiqué l'opération sur ces dernières parties.

L'instrument le plus commode, à notre avis, est l'aiguille courbe à suture, chargée de virus : nous l'insérions sous l'épiderme de la face inférieure de la queue, à 5 ou 6 pouces de son origine ; en la retirant, le liquide y demeurait, et quand il était mêlé à un peu de sang, on l'apercevait aisément à la couleur par l'effet de la transparence de l'épiderme.

A l'oreille, l'épiderme étant plus adhérent, nous percions la peau à la face externe de la conque et à un pouce de la marge. La pointe de l'aiguille n'atteignait point le cartilage, parce qu'avec l'index et le pouce de la main gauche, nous formions un pli à la peau, que nous percions au moyen de l'aiguille. Le virus restait dans ce pli ; par ce procédé, nous avons perdu fort peu d'animaux.

Le troisième et le quatrième jour après l'inoculation, les piqûres s'enflammaient et les boutons n'étaient ordinairement bien formés que le dixième jour : pendant cet intervalle , la fièvre parcourait tous ses périodes. Alors la suppuration s'établissait, et, vers le quinzième ou le seizième jour , les croûtes commençaient à se soulever ; elles ne se détachaient que du vingtième au trentième jour ; les animaux ne paraissaient souffrir que du cinquième au douzième jour après l'opération ; après ce temps, ils mangeaient et buvaient comme de coutume.

Pendant la durée de la maladie , il se développait sur plusieurs bêtes à laine une éruption secondaire peu considérable, les boutons qui la formaient suivaient la même marche que ceux d'inoculation, et le virus qu'ils fournissaient communiquait la clavelée à d'autres animaux de l'espèce.

Les accidens, suite de l'inoculation , ont été relatifs aux parties sur lesquelles le virus a été appliqué.

Aux avant-bras il se formait des phlegmons , qui se terminaient tantôt par la gangrène tantôt par la suppuration , accompagnée de traînées de boutons claveleux très-gros, qui gênaient beaucoup la marche des animaux , et qui quelquefois les faisaient périr par suite d'un emphysème presque général.

A la face interne des cuisses , c'étaient des boiteries très-douloureuses qui se joignaient aux accidens que nous avons énumérés.

Sous le ventre ,. il survenait des emphysèmes qui s'étendaient depuis les aînes jusqu'aux ars , surtout chez les antenois. Les brebis pleines avortaient souvent à la suite de l'inoculation sur cette dernière partie : cet accident nous a complètement détournés du choix de l'abdomen.

Aux oreilles et à la queue nous n'avons observé (même rarement) que des phlegmons , dont la terminaison s'opérait par suppuration , qui ne faisait nullement souffrir les animaux.

S'il fallait énumérer tous les accidens qui ont été la suite de l'inoculation pratiquée pendant cette épizootie par différens individus, notre tâche serait trop grande, il suffira de dire que les bergers ont voulu imiter les vétérinaires , et qu'ils ont été cause que bien des personnes ont déclamé contre cette opération.

Les brebis pleines communiquaient la clavelée au fœtus : nous avons vu des agneaux qui, à leur naissance, étaient couverts de boutons claveleux très-faciles à distinguer ; les mères qui agnelaient avant que la fièvre d'éruption se déclarât chez elles , ne conservaient l'agneau que jusqu'à cette époque ; cependant , s'il était âgé de plus d'un mois environ, le lait de sa mère n'était pas aussi pernicieux pour lui, c'est-à-dire qu'il résistait davantage , quoiqu'il contractât lui-même la clavelée. L'inoculation pratiquée sur eux avant cette époque les faisait presque tous périr, surtout si la mère était inoculée en même temps.

Les agneaux, nés des mères inoculées pendant la gestation, n'ont éprouvé aucun symptôme de la maladie, quoique nous en ayons inoculé plusieurs pour contre-épreuve.

Le virus claveleux, porté sur trois jeunes chiens et sur un jeune bouc, n'a produit aucune sorte d'éruption; les trois chiens n'avaient pas encore été atteints de la maladie; il est aussi à notre connaissance que plusieurs jeunes bergers, qui n'avaient jamais été atteints de la petite-vérole, ont néanmoins gardé leur troupeau tout le temps que la clavelée y a régné, sans éprouver eux-mêmes aucune éruption cutanée.

Il nous serait facile de démontrer que, dans certains lieux, les autorités ont été la cause de la propagation de l'épizootie claveleuse dont il est question, par l'effet de la négligence que l'on a mise dans l'exécution des lois sanitaires. M. le sous-préfêt de Béziers a mis en vigueur, quelquefois seulement, l'arrêt du 16 juillet 178₁; mais MM. les maires ont négligé très-souvent de dénoncer l'existence de la maladie. Au reste, les dispositions de l'arrêt précité ne nous paraissent pas en tout applicables à l'épizootie claveleuse; nous désirons ardemment que cette partie de la jurisprudence vétérinaire soit perfectionnée; et s'il fallait donner quelques avis sur cette matière, nous nous ferions un devoir de communiquer nos remarques à la Société centrale d'agriculture.

FIN.